中医护眼小秘招

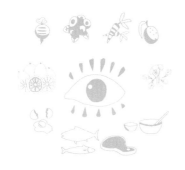

主审 柯碧莲 曹 斌

主编 唐 颖 刘 霞 丁 雁

上海交通大学出版社
SHANGHAI JIAO TONG UNIVERSITY PRESS

内容提要

本书聚焦儿童和青少年视力健康基础知识及中医护眼方法。从健康用眼的日常生活习惯、视疲劳调节小游戏、中草药与食疗方、中医适宜技术等方面详细介绍了如何保护儿童和青少年视力的知识，并系统阐述了儿童和青少年的常见视力问题及改善策略。本书通过原创漫画形象，生动形象地展现日常生活相关情景及护眼方法，并在部分章节设计了亲子互动式的阅读内容，以增加阅读的趣味性。本书既适合儿童和青少年阅读，也适合家长与孩子一起亲子阅读，让儿童和青少年养成良好的用眼、护眼习惯，预防近视。

图书在版编目(CIP)数据

中医护眼小秘招/唐颖，刘霞，丁雁主编. —上海：
上海交通大学出版社，2024.9—ISBN 978-7-313-31296
-9

Ⅰ. R276

中国国家版本馆 CIP 数据核字第 2024JT8596 号

中医护眼小秘招
ZHONGYI HUYAN XIAOMIZHAO

主　　编：唐颖 刘霞 丁雁

出版发行：上海交通大学出版社	地　　址：上海市番禺路 951 号
邮政编码：200030	电　　话：021-64071208
印　　制：上海锦佳印刷有限公司	经　　销：全国新华书店
开　　本：880mm×1230mm　1/32	印　　张：2.625
字　　数：55 千字	
版　　次：2024 年 9 月第 1 版	印　　次：2024 年 9 月第 1 次印刷
书　　号：ISBN 978-7-313-31296-9	
定　　价：38.00 元	

编 委 会

序

保障儿童和青少年视健康刻不容缓

　　儿童和青少年是国家的未来、民族的希望。《中国儿童发展纲要（2021—2030年）》中明确指出，"儿童与健康"主要目标包括："儿童新发近视率明显下降，小学生近视率降至38％以下，初中生近视率降至60％以下，高中阶段学生近视率降至70％以下。0～6岁儿童眼保健和视力检查覆盖率达到90％以上"。可见，视力健康既是"儿童与健康"这一"大概念"下不可或缺的重要组成部分，又是关系到国家和民族未来的"大问题"。因此，保障儿童和青少年视力健康任重道远、刻不容缓。

　　研究表明，在人类认知行为中，约有80％的知识是通过眼睛获取的。而儿童和青少年时期，既是个体生理成长，即生长发育（包括视网膜、大脑皮质发育）和视觉形成的敏感阶段、关键期；又是个体心理成熟，即获取信息、学习与储备知识，形成人生观、世界观和价值判断的关键时期。作为视觉的感觉器官——眼，包括眼球及其附属器，其所占的体表面积虽小，但其功能对儿童和青少年今后的生活和劳动至关重要。简而言之，保障儿童和青少年的视力健康，既是"明目护目"保障健康的关键，也是"启智明心"孕育未来的关键。

　　本书由一批长期致力于呵护儿童和青少年视力健康的中医

临床医护工作者潜心撰写而成。内容聚焦儿童和青少年视力健康基础知识及中医药对视力健康的影响,通过浅显易懂的文字及图文并茂的形式,介绍与视力健康相关的日常生活习惯、视疲劳调节小游戏、中草药与食疗方、中医适宜技术等,向广大读者较为系统与全面地进行护眼科普宣教。本书既适合儿童和青少年阅读,也适合家长与孩子一起亲子阅读,是一本集科学性、实用性、趣味性于一体的口袋书。

衷心希望本书的出版,可以为保障儿童和青少年视力健康提供一定的科学指导。当然,书中难免存在不足之处,希望广大读者与医护同道提出宝贵意见。

《解放日报》驻北京办事处原主任、高级记者
中国科普作家协会荣誉理事

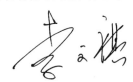

前　言

　　视疲劳又称眼疲劳，是指由于视觉器官（眼睛）与工作环境相互作用而产生的一种"自觉不适"症状，是近视的诱因之一，也是不可忽视的眼睛健康问题。儿童与青少年近视的防控亟待现代家庭和社会的普遍关注。

　　本书内容聚焦儿童和青少年视力健康基础知识和中医药对视力健康的影响。详细介绍健康用眼的日常生活习惯、视疲劳调节小游戏、中草药与食疗方、中医适宜技术等，积极倡导"预防为主、防治结合"的视力保护理念，推广与普及中医药文化和健康知识。为使读者获得更直观、形象的认知体验，本书通过原创漫画形象，生动形象地展现日常生活相关情景，以寓教于乐、便于记忆的形式进行知识宣教，并在部分章节设计了亲子互动式的阅读内容，以增加阅读的趣味性，使本书既适合家长也适合孩子来阅读。

　　由于编者水平所限，本书在编写过程中难免存在疏漏之处，敬请读者提出宝贵意见。让我们一同参与守护"心灵的窗口"这项意义深远的大事业，也愿孩子们都能拥有一双明亮、健康的眼睛！

编　者

目　　录

第一章
眼睛是重要的感觉器官

一、认识我们的眼睛

眼睛被称为"心灵的窗户"，是我们观察和认知世界的重要工具。然而，大多数人对于眼睛本身的认识却知之甚少。不信？来考考你，你能正确说出眼部的构造吗？

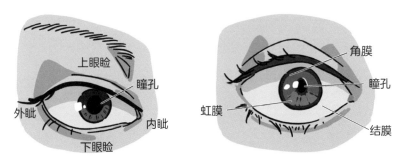

▲ 眼睛的结构

怎么样？小小眼睛，大大学问，和我一起来认识眼睛吧！

眼睛的结构主要包括眼眶、眼睑、角膜、虹膜、结膜、瞳孔等。

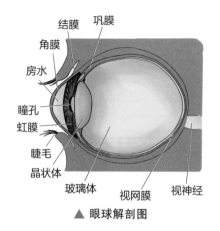

▲ 眼球解剖图

二、视觉发育的过程

从出生到 6 个月是视觉发育最敏感的阶段，也是视觉发育的第一高峰，而视觉的发育大致会经历 9 个阶段，尤其是刚出生的时候，从看见光的那一刻起，视觉功能就开始迅速发育。当处于 6 个月至 1 岁时，眼睛初步有了视力和视物功能，能分辨基本的人物、建筑和玩具等。

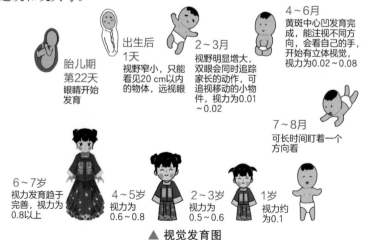

▲ 视觉发育图

三、儿童及青少年眼轴发育规律

儿童及青少年眼轴长度均值表

年龄(岁)	眼轴标准均长(mm)	年增长均值(mm)
<1	16.2	0.6
1～3	17.7	0.6
3～5	18.7	0.5
5～7	19.6	0.4
7～9	20.3	0.4
9～11	21.1	0.4
11～12	21.6	0.3～0.4
12～13	22.0	0.3～0.4
13～14	22.4	0.3
14～15	22.7	0.3
15～16	23.0	0.2～0.3
16～17	23.3	0.2～0.3
17～18	23.5	0.2

❗ **特别提醒：**

（1）近视眼眼轴每增长 1 mm，近视屈光度平均增长 －3.00 D（300 度）。

（2）眼睛到 19 周岁才能完全定型，停止变化，与这个时期的超负荷用眼形成矛盾，所以做好近视预防更为重要。

四、视力为什么会变差

　　事实上,视力出现问题是由于多种原因造成的,近年来许多证据表明内因和外因都对视力有影响。下面我们就一起看看导致视力出现问题的原因吧!

　　内因指的是遗传因素,近视具有一定的遗传倾向已经是众所周知了,高度近视更是如此;但一般度数的近视遗传倾向不是很明显。外因包括环境因素、用眼习惯、运动因素和饮食因素。

　　视力问题主要与用眼习惯有关。例如,写字姿势不正确;学习时的用眼距离过近、用眼时间过长;在照明光线过强或过弱的环境下看书;长时间看电子设备;在走路时看书或躺着看书……

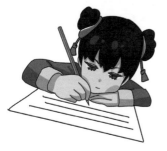

▲ 用眼距离过近

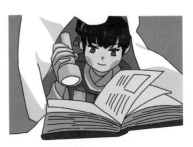

▲ 在照明光线不适宜的环境下看书

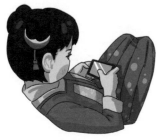

▲ 长时间看电子设备

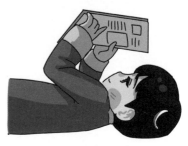

▲ 躺着看书

五、警惕近视的若干前兆

① 看远处物体时不自觉地眯眼或者拉扯眼角

因为眯眼或拉扯眼角时可以遮挡部分瞳孔，这样就能减少光线的散射，从而使得远处物体的轮廓变得更加清晰。

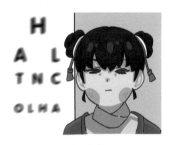

▲ 眯眼

② 频繁地眨眼或经常揉眼睛

眨眼的发病原因很多，多与屈光不正、视疲劳、眼部炎症刺激等有关。一些小朋友因为近视而看不清物体时，经常眨眼或用手揉眼睛，以便更好地看清物体。

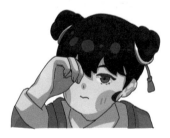

▲ 经常揉眼睛

③ 经常歪着头看物体

近视早期的小朋友常常会歪着头看物体，这是因为歪着头看物体可以减少散射光线对其视力的影响。

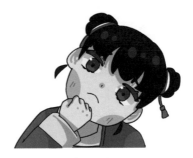

▲ 经常歪着头看物体

④ 经常皱眉

一些患近视的小朋友有皱眉的习惯，这是他们试图改善视力的一种方法。但经常皱眉会使眼外肌压迫眼球，可能会加快近视的发展。

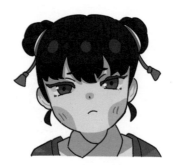

▲ 经常皱眉

5　看物体时眼睛跟物体贴得很近

当您的孩子在写字时头低得太低,喜欢跑到电视机前看电视,看物体时总要跟物体贴得很近时,要考虑您的孩子可能患有近视。

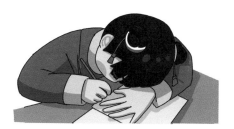

▲ 眼睛跟物体贴得很近

6　经常看错或看不清远处物体

当您的孩子经常看错远处物体,或是上课看不清黑板上写的字迹时,也应考虑孩子是否患有近视。

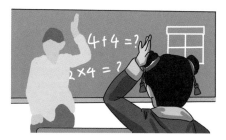

▲ 上课看不清黑板上的字迹

7　斜视

有些患近视的小朋友会合并有斜视。家长若仔细观察可发现：当宝宝一只眼睛向前看时，另外一只眼睛会不自主地向外侧看。此时应注意这也是近视的信号，应及时带去就医检查。

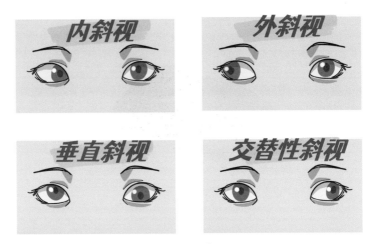

▲ 斜视分类图

六、近视危害莫小觑

让我们直接体验一下不同程度近视者的视物感受吧。

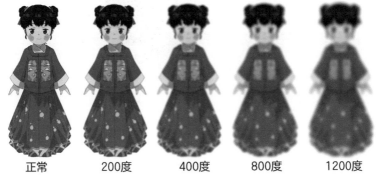

| 正常 | 200度 | 400度 | 800度 | 1200度 |

▲ 不同程度近视者的视物感受

近视问题会给儿童及青少年带来很大的影响,首先,影响大脑发育。在我们每天收到的各类信息中,80%来自视觉,20%来自听觉、触觉、嗅觉和味觉,故视觉问题将会影响小朋友的感知觉、注意力、记忆力、思维水平,进而影响其日常生活和学习。其次,近视问题也会影响小朋友的心理健康,"小四眼""近视眼"的称呼会给其心理造成压力。

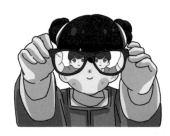

▲ "小四眼"称呼造成心理压力

七、视力问题"六误区"

误区一 一直戴眼镜会加深近视度数

部分家长不愿让孩子佩戴眼镜,担心孩子一直戴眼镜会加重近视程度。

实际上,青少年近视绝大部分是轴性近视(眼轴长度超过正常发育长度,导致远处物体聚焦在视网膜前面,视网膜成像模糊形成近视),基于目前的医疗技术,轴性近视不可逆转,只能控制其进一步发展。有近视而不戴眼镜,必然会导致眼睛过度调节去努力看清楚,其结果是使眼部相关调节肌肉痉挛,加重视疲劳,进而导致近视度数不断加深。因此，在确定出现近视后应及时到正规机构配置眼镜，以帮助控制近视度数的发展。一般来说，青少年近视每年进展 50 度左右基本是正常发育结果，如果超过 100 度则须加强防控措施。

误区二 长期使用眼药水缓解疲劳

不同眼药水，成分各异，不建议长期使用，以避免对眼睛健康造成负面影响。适用的护眼原则是不要长期过度用眼，一般阅读或使用电子产品半个小时左右，应闭目休息、眨眼或远眺 5～10 分钟。至于是否需要使用眼药水，建议先咨询专科医生的意见。

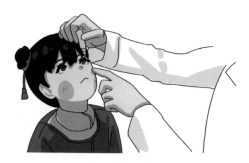

▲ 滴眼药水

误区三 近视可在短时间内治愈

为了不影响孩子的学习，一些家长在孩子患了近视后，总是喜欢在寒、暑假期间为其治疗近视。许多不良商家也正是利用家长们的这种心理，声称某种方法或仪器可在一个月甚至十几天内治好近视，导致许多家长上当受骗。其实，防治近视是一个长期的过程，任何短时间的突击性治疗都不可能根治近视。另外，防治近视一定要从孩子五六岁时做起，一直坚持到其 20 岁左右方可停止，因为此时人们的眼轴已经停止发育了，近视度数一般不会再加深了。

误区四　做眼保健操无法延缓近视加深

眼保健操能够让学生强制休息眼睛、缓解视疲劳，但不能治疗成年人已经定型的高度近视。一方面，做眼保健操时，闭目可以使眼睛得到适当休息；另一方面，按摩可改善和促进眼部血液循环，消除和调节眼部紧张，有助于延缓近视加深。

误区五　孩子还小＝假性近视

家长在听到自己孩子近视时常常脱口而出："是假性近视还是真性近视？"其实，假性近视在青少年近视中只占一个非常小的比例（不超过 3％），它只是一种"近视"现象，本质上不是近视眼。年龄不是界定真、假性近视的标准，在视力出现问题时一定要到正规医院做医学验光检查。

误区六　眼镜度数最好配低一点

一般近视眼配镜都是以能看清最好视力的最小度数来给眼镜处方。假设戴 300 度的眼镜能看到 1.0，戴 275 度的眼镜也能看到 1.0，戴 250 度的眼镜只能看到 0.8，那么就应该按 275 度来配眼镜。如果度数配低了，不能在眼睛最轻松的状态下看得最清楚，就容易使眼睛疲劳，导致视网膜上成像不够清晰。因此，眼镜度数配低了反而会使近视发展得更快。

八、及时检查，"视"不宜迟

很多孩子在上学后才进行第一次视力检查，其实，0～10 岁是小朋友视力发展的关键时期，很多视力问题或者缺陷都是在这一时间段被忽略的，从而造成了严重后果。推荐在小朋友 3～4 岁的时候就开始做视力检查，上学后每半年检查视力 1～2 次，保存好每次检查的数据，做好孩子的视力健康管理，以便更好地发现问题并及时采取措施，避免延误矫正视力的最佳时间。

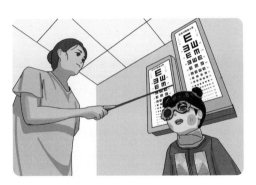

▲ 测视力

第二章
培养良好的生活习惯

养成良好的生活习惯对于预防近视是非常重要的,其中睡眠、饮食、运动等方面的习惯均与我们的视力息息相关。

一、正确使用电子产品

我们在看手机、电视机、电脑等电子产品时,需要关注以下几个方面。

（1）控制时间:每次看电子屏幕 20 分钟后,需要让眼睛休息一下,可向远处的绿色植物眺望片刻。6 岁以下的儿童每天最多看电子屏幕 40 分钟,而且要分 2 次。

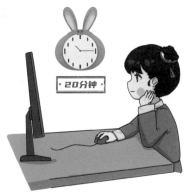

▲ 控制看电子屏幕的时间

（2）选择高分辨率的电子屏幕，调节至合适的屏幕色温及明亮度，以让眼睛感到舒适为宜。

（3）保持正确的姿势，避免长时间低头或弯腰。

（4）保持适度的距离：看电视时眼睛与电视机的距离应不小于屏幕对角线长度的 4 倍，看电脑时眼睛应距离电脑屏幕 50～60 cm，看手机时眼睛距离屏幕不小于 33 cm。

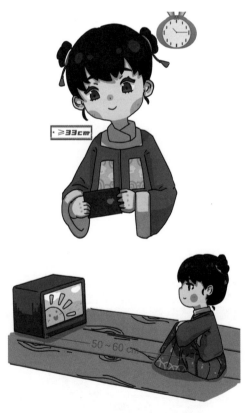

▲ 与电子屏幕保持适度的距离

二、保证充足的睡眠

正常的昼夜节律对人类的眼睛发育有着重要的作用。小学生每天的睡眠时间要达到 10 个小时；初中生要保证每天睡足 9 个小时；高中生虽然学习压力大，但也要每天睡足 8 个小时。睡觉的环境很重要，睡前不使用电子产品，睡觉时要关灯。卧室选用遮光窗帘，避免"光污染"。

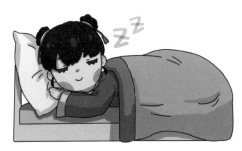

▲ 保证充足的睡眠

午休很重要，因为趴在课桌上睡觉会使眼球受到压迫，会引起暂时性的视物模糊，增加青光眼的发病率，所以平常睡觉不要趴着睡，最好躺在床上休息。

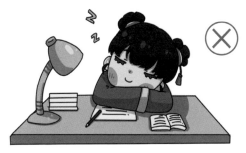

▲ 不要趴着睡

三、营养均衡，吃出健康

0～17岁是眼球和视觉功能发育的重要阶段，需要摄入均衡的营养，合理饮食是视力健康的基础。很多营养素都与眼睛视力有关系，小朋友如果挑食或偏食，可能会引起视力下降，如维生素A缺乏就可能会引起夜盲症。

补充维生素 A、维生素 C、维生素 E 和 Omega－3 脂肪酸，Omega－3 脂肪酸就像眼睛的守护者，蔬菜和坚果富含维生素 C和维生素 E。

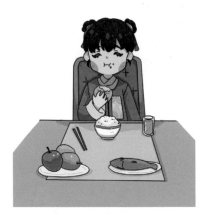

▲ 合理饮食

敲黑板：保护眼睛主要是注意营养均衡，多吃蔬菜、水果，补充优质蛋白质，平时还可以适当吃些坚果、蓝莓、葡萄和紫薯等，切记少吃含糖食品。

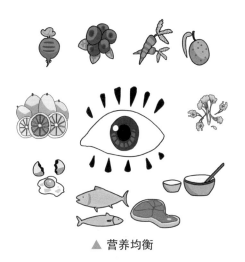

▲ 营养均衡

四、热爱运动，合理用眼

户外活动，"目"浴阳光：接触阳光，能增加眼内多巴胺等活性物质的释放，促进眼球正常发育并抑制眼轴变长，能有效预防近视。

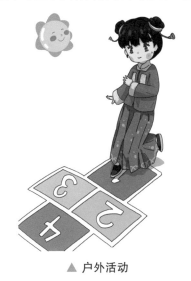

▲ 户外活动

儿童及青少年应坚持每天日间户外活动不少于 2 小时,或者每周活动时长累计达到 14 小时。户外活动要避开午后高温强晒时段。即使是阴天,户外活动也对近视有预防效果。

课间休息时和小伙伴们在操场上玩耍、体育课上尽情地奔跑、放学后球场上的追逐,还有周末和寒暑假户外旅游,尽情沐浴在阳光下,享受大自然的呵护吧!

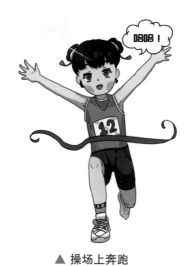

▲ 操场上奔跑

五、读书和写字姿势正确

(1) 长时间近距离用眼是诱导近视形成的关键因素,儿童及青少年要养成良好的用眼习惯。读书和写字时做到"三个一",即"一尺一拳一寸",眼离书本一尺(约 33 cm),胸距书桌一拳(约 10 cm),手离笔尖一寸(约 3.3 cm)。

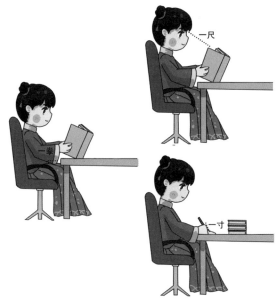

一尺

一拳

一寸

▲ 正确的读书和写字姿势

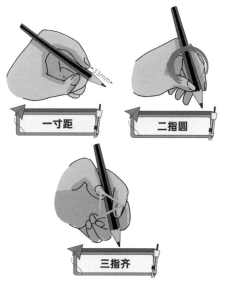

33mm

一寸距

二指圆

三指齐

▲ 握笔姿势

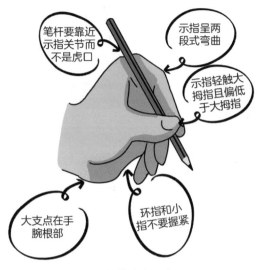

笔杆要靠近示指关节而不是虎口

示指呈两段式弯曲

示指轻触大拇指且偏低于大拇指

大支点在手腕根部

环指和小指不要握紧

▲ 握笔注意要点

（2）不可平躺、侧躺或趴在床上看书，不可边走路边看书或者在移动的车厢内看书。

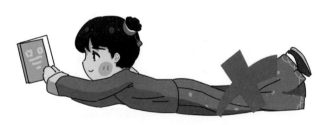

▲ 趴在床上看书

（3）坚持"20—20—20"原则，即近距离用眼 20 分钟后，向 20 英尺外（约 6 米）远眺 20 秒以上。

（4）学习时保持光线适度。白天充分利用自然光线进行照明，同时要避免阅读时阳光直射；晚上除开启护眼台灯进行照明外,室内还应使用适当的背景光源。

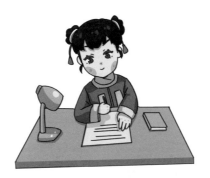

▲ 晚上使用护眼台灯

（5）配置适合身高的学习桌椅。这里有一份基于身高而形成的桌椅高度标准,供大家参考。

基于身高的桌椅高度标准

身高(cm)	桌高(cm)	椅高(cm)
120	60	32
120～129	60	32
130～139	64	34.5
140～149	68.5	37
150～159	73	40
160～169	77	43
170～179	80～83	44～46

六、每天坚持做护眼操

眼保健操对缓解眼睛疲劳的重要性不容小觑,在持续用眼后认真规范地做眼保健操,可以让眼睛得到充分的休息,改善视疲劳症状,有助于防控近视。

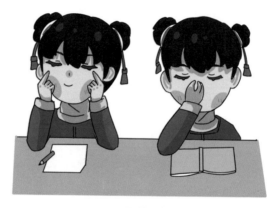

▲ 做护眼操

此外,小朋友们也可以在眼睛疲劳的时候做一下 3 分钟护眼"米字操",赶走眼睛疲劳。但高度近视者不要轻易练习这种"米字操",盲目、快速地转来转去易造成过度牵拉,对高度近视的眼睛不是那么有利。

下图展示的是飞行员都在练习的"米字操",它可以有效缓解眼周肌肉紧张,恢复睫状肌的活力,让我们一起给眼睛放个短假吧!

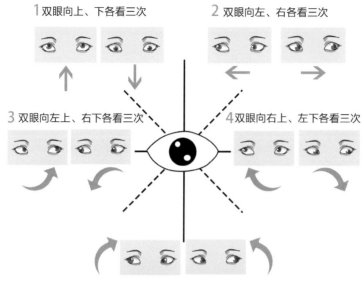

1 双眼向上、下各看三次　　2 双眼向左、右各看三次

3 双眼向左上、右下各看三次　　4 双眼向右上、左下各看三次

5 双眼顺时针、逆时针方向各转三圈

▲ 3分钟护眼"米字操"

第一步：双眼向上、下各看三次

第二步：双眼向左、右各看三次

第三步：双眼向左上、右下各看三次

第四步：双眼向右上、左下各看三次

第五步：双眼顺时针、逆时针方向各转三圈

全部结束后闭眼休息1分钟，然后注视远处的绿色植物2～3分钟。

七、护眼小游戏

小朋友可以在家里和家长一起做一些小游戏，这样既可以保护视力、缓解眼睛疲劳，还可以放松大脑、锻炼身体。

游戏一　你抛我接

　　家长拿家里的小玩偶抛给小朋友，小朋友可以端着筐站在对面一米远接。这样可以锻炼小朋友的手眼协调及视觉追踪能力。

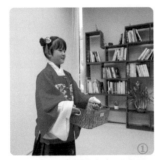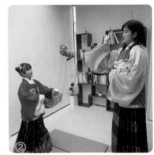
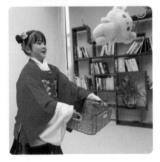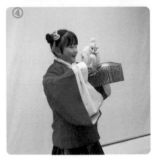

▲ "你抛我接"游戏

游戏二　转身击球

　　画个圆圈让小朋友站在里面，然后背对着家长，当家长抛出小气球时，小朋友站在圈内立刻转身回击小气球。这个游戏可以锻炼小朋友的视觉追踪和反应能力。

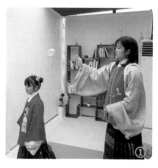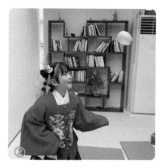
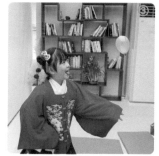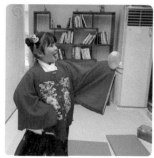

▲ "转身击球"游戏

游戏三 丢沙包

　　小朋友和家长一起做个软硬适中的小沙包,面对面站着,家长瞄准小朋友丢沙包,小朋友要避免被沙包击中。这个游戏也可以锻炼小朋友的视觉追踪和反应能力。

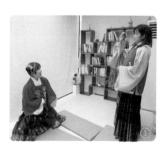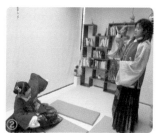

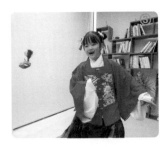
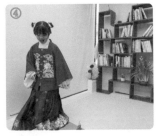

▲ "丢沙包"游戏

八、护眼小儿歌

小朋友，让我们一起默念保护眼睛的神秘"小口诀"吧：

小眼睛，大眼睛，

视力健康最要紧。

讲卫生，守规矩，

爱眼护眼从小起。

不贪玩，不沉迷，

电子产品要远离。

不贪嘴，不挑食，

均衡营养善调理。

不熬夜，不赖床，

保证睡眠勤早起。

好心情，常带笑，

漂亮眼睛亮晶晶。

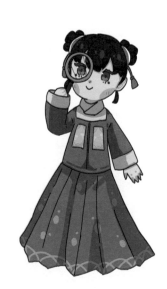

第三章
中草药与食疗护眼有方

小朋友,除了养成良好的用眼习惯以外,你还知道饮食和中草药方面的护眼小诀窍吗?

一、六种护眼营养素

1. 叶黄素和玉米黄素(作用于视网膜,提高黄斑色素密度):玉米、南瓜、甘蓝、菠菜、韭菜、芹菜叶、香菜、蛋黄等含有较多的叶黄素和玉米黄素。

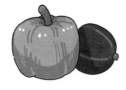

▲ 玉米　　　　　▲ 南瓜　　　　　▲ 韭菜

2. 花青素和类黄酮(保护微血管、缓解视疲劳):紫薯、紫茄子、黑葡萄、蓝莓、桑椹、黑芝麻等含有较多的花青素和类黄酮。

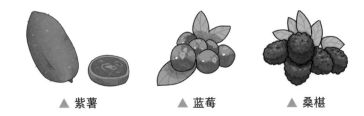

▲ 紫薯 　　　　　 ▲ 蓝莓 　　　　　 ▲ 桑椹

3. 二十二碳六烯酸（docosahexenoic acid，DHA）（促进视觉发育、改善视力）：鱼油、深海鱼类（如金枪鱼、三文鱼、带鱼）、坚果等含有较多的 DHA。

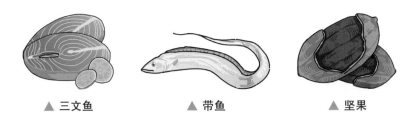

▲ 三文鱼 　　　　　 ▲ 带鱼 　　　　　 ▲ 坚果

4. 维生素 A 与胡萝卜素（预防夜盲症、干眼症）：蛋黄、鱼肝油、乳制品、胡萝卜、沙棘等含有较多的维生素 A 和胡萝卜素。

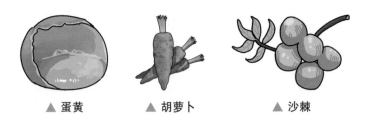

▲ 蛋黄 　　　　　 ▲ 胡萝卜 　　　　　 ▲ 沙棘

5. 维生素 B（保护眼组织、缓解视疲劳）：花生、动物内脏、鱼类、蛋类、奶类等含有较多的维生素 B。

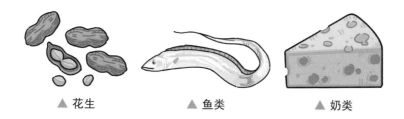

▲ 花生　　　　　▲ 鱼类　　　　　▲ 奶类

6. 钙和锌(提升对光的调节能力、预防弱视及调节眼部肌肉和眼球运动):猪肝、鸡蛋、蛤蜊、牡蛎、核桃、黑芝麻、奶类、豆类等含有较多的钙和锌。

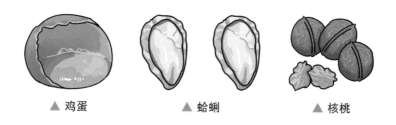

▲ 鸡蛋　　　　　▲ 蛤蜊　　　　　▲ 核桃

二、六种护眼中草药

1 菊花

来源功效:菊花为菊科植物菊的干燥头状花序,每年 9～11 月花盛开时分批采收,按颜色不同分为白菊花、黄菊花。菊花归肺、肝经,有散风清热、平肝明目、清热解毒的功效,对治疗眼睛干涩、疲劳、视物模糊有很好的疗效。

使用方法:可以用菊花泡水喝,菊花水也可以用来涂抹眼睛四周,消除眼部水肿。

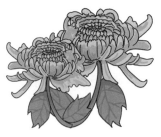

▲ 菊花

② 密蒙花

来源功效：中药材密蒙花为马钱科植物密蒙花的干燥花蕾及其花序，春天花未开放时采收。密蒙花归肝经，有清热养肝、明目退翳的功效，可用于目赤肿痛、眼睛流泪、肝虚目暗、视物昏花等症状。

使用方法：经常饮用密蒙花茶，有利于清肝泄热，明目退翳。密蒙花在云南、贵州一带又叫染饭花，或干或鲜的染饭花在清泉中煮沸后，即刻变成黄色，村民们将煮沸的染饭花水滤净后蒸煮糯米，蒸煮出的糯米饭黄灿灿的，散发着浓郁的花香味。

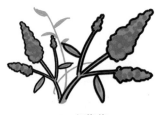

▲ 密蒙花

③ 谷精草

来源功效：谷精草为谷精草科植物谷精草的干燥带花茎的头

状花序,秋季采收。谷精草归肝、肺经,有疏散风热、明目退翳的功效。

使用方法:煎汤内服或熏眼。

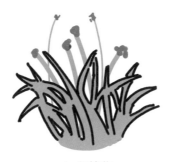

▲ 谷精草

④ 枸杞子

来源功效:枸杞子为茄科植物宁夏枸杞的干燥成熟果实,夏、秋二季果实变为红色时采收。枸杞子归肝、肾、肺经,有滋补肝肾、益精明目的功效。

使用方法:枸杞子可以直接嚼着吃,也可以用来泡水喝,还可以和其他食物一起煲汤喝,营养和药用价值非常高。

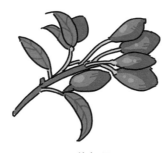

▲ 枸杞子

5 桑叶

来源功效：桑叶为桑科植物桑的干燥叶，初霜后采收。桑叶归肺、肝经，有疏散风热、清肺润燥、清肝明目的功效。

使用方法：可煎汤、熏眼或涂抹于眼部。

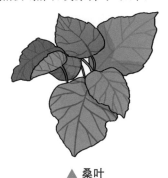

▲ 桑叶

6 菟丝子

来源功效：菟丝子为旋花科植物菟丝子的干燥成熟种子，秋季果实成熟时采收。菟丝子归肝、肾、脾经，有滋补肝肾、安胎、明目的功效。

使用方法：可煎汤内服或泡茶饮用。

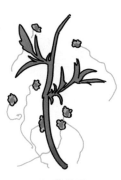

▲ 菟丝子

三、六种护眼药茶

① 枸杞子菊花茶

功效:疏风清热、解毒明目。适用于血虚兼有肝热的干眼患者。

食材:枸杞子5g、菊花5g。

做法:将菊花和枸杞子稍微清洗一下,倒入适量90℃左右的热水泡10分钟。想要效果更好的话,可将其中的枸杞子吃掉。

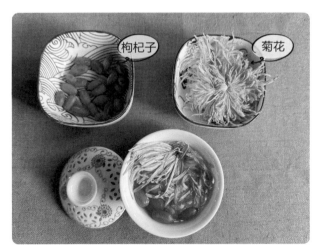

▲ 枸杞子菊花茶

② 菊花决明子茶

功效:清肝明目、润肠通便。适用于眼睛发红、干涩、视物模糊的患者。

　　食材：决明子 5 g、山楂 10 g、菊花 5 g。

　　做法：将材料稍微清洗一下，把所有食材一起放入养生壶煮 10 分钟。不喜欢菊花茶味道者，可以加入适量冰糖。

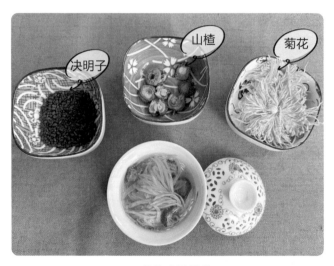

▲ 菊花决明子茶

③ 菊花麦冬茶

　　功效：清热润肺、解毒明目。适用于眼干、眼涩等症状。

　　食材：胖大海 2 g、麦冬 4 g、菊花 2 g。

　　做法：将材料稍微清洗一下，把所有食材一起放入养生壶煮 10 分钟；加入 500 ml 以上的水，也可以用沸水焖泡。

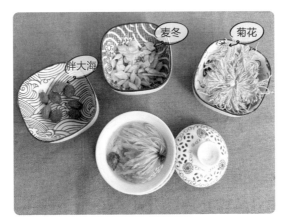

▲ 菊花麦冬茶

4 玫瑰祛风茶

功效：祛除风邪。适用于眼睛怕光、多泪，或者眼睛发红的情况。

食材：密蒙花 2 g、玫瑰花 2 g、木贼草 2 g。

做法：将材料稍微清洗一下，倒入 500 ml 以上的开水中泡 10 分钟。不喜欢这个味道的话也可以加入适量蜂蜜。

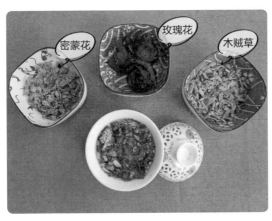

▲ 玫瑰祛风茶

⑤ 菊花蔓荆子茶

食材：蔓荆子 2 g、菊花 3 g、决明子 2 g。

功效：疏风散热、清肝明目。适用于眼睛胀、头疼、眼压高等情况。

做法：将材料稍微清洗一下，加 500 ml 以上的水，可以用沸水焖泡，也可以放入养生壶煮 10 分钟。

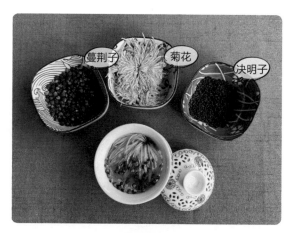

▲ 菊花蔓荆子茶

⑥ 玫瑰菊花茶

食材：玫瑰花 3 g、菊花 2 g。

功效：理气疏肝、清肝明目。适用于睑腺炎等情况。

做法：将材料稍微清洗一下，把所有食材一起放入养生壶煮 10 分钟。不喜欢菊花茶味道者，可以加入适量冰糖或蜂蜜。

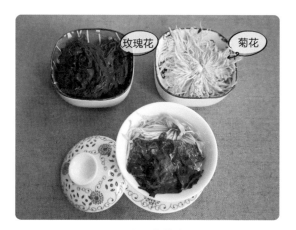

▲ 玫瑰菊花茶

备注：学龄前儿童遵医嘱食用。

四、六种护眼药膳

1 陈皮炒猪肝

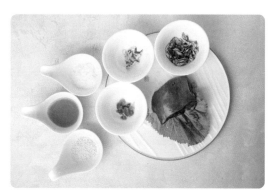

▲ 陈皮炒猪肝食材图

陈皮炒猪肝食材表

食材种类	分量
猪肝	100 g
玉米油	5 ml
鸡精	1 g
陈皮	5 g
盐	2 g

做法：

（1）将猪肝洗净，放水中浸泡 30 分钟，沥干切丝备用。

（2）将陈皮洗净泡软，切丝备用。

（3）炒锅放油，加热至七八成，放入猪肝，翻炒片刻，再放入陈皮丝翻炒，大火煮熟，加盐、鸡精调味，即可装盘。

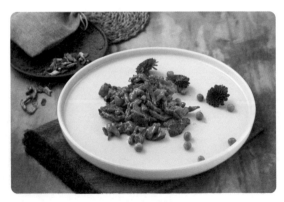

▲ 陈皮炒猪肝

② 韭菜炒虾仁

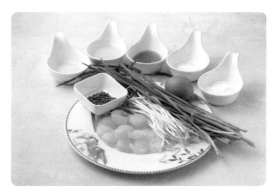

▲ 韭菜炒虾仁食材图

韭菜炒虾仁食材表

食材种类	分量
虾仁	250 g
绿豆芽	50 g
韭菜	150 g
肉桂	3 g
鸡蛋	1 个
玉米油	8 ml
黄酒	5 ml
盐	2 g
淀粉	3 g
鸡精	2 g

做法：

（1）将虾仁洗净，沥干水分，用厨房纸吸水，加入鸡蛋清、黄酒、淀粉、盐(1 g)拌匀。

（2）将韭菜、绿豆芽择洗干净，沥干水分，将韭菜切段备用。

（3）热锅冷油，虾仁滑锅备用。

（4）锅内留少许油，置旺火上，放入韭菜、绿豆芽，急火炒 4～5 分钟，加肉桂、盐、黄酒、鸡精调味，倒入虾仁，炒匀盛入盘中即成。

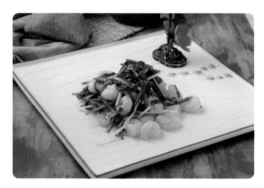

▲ 韭菜炒虾仁

3 双子饼

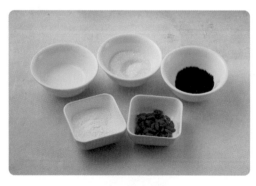

▲ 双子饼食材图

双子饼食材表

食材种类	分量
面粉	100 g
牛奶	40 ml
黑芝麻	150 g
枸杞子	3 g
绵白糖	50 g

做法：

（1）将枸杞子放入 15 ml 水中浸泡 30 分钟，去渣留水与牛奶、绵白糖进行和面。

（2）将黑芝麻撒于面团上揉和。

（3）将面团制作成饼状，放入已预热 5 分钟的烤箱中 150℃烤 3 分钟。

（4）出锅切片，装盘。

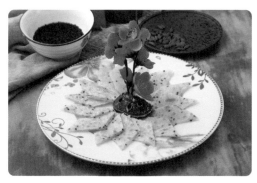

▲ 双子饼

4 松茸鲫鱼汤

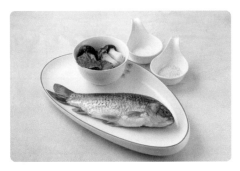

▲ 松茸鲫鱼汤食材图

松茸鲫鱼汤食材表

食材种类	分量
鲫鱼	200 g
干松茸	20 g
鲜紫苏叶	10 g
盐	2.5 g
胡椒粉	1 g
生姜	3 g(约 3 片)

做法:

(1) 将松茸洗净并切成 2～3 mm 的薄片;将鲫鱼去鳞、剖开取出内脏、洗净;姜去皮切片。

(2) 将鲫鱼放入加热的油锅中短暂地煎炸后,倒出锅里的油。

(3) 先加入适量清水、姜片,后放入松茸片,起锅前加入紫苏叶、盐、胡椒粉调味即可。

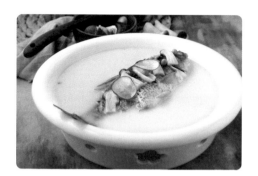

▲ 松茸鲫鱼汤

5 玉竹烩时蔬

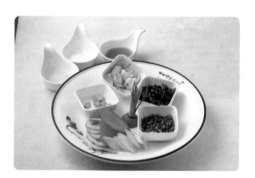

▲ 玉竹烩时蔬食材图

玉竹烩时蔬食材表

食材种类	分量
西芹	50 g
莲藕	100 g
胡萝卜	30 g
木耳	15 g

食材种类	分量
玉竹	15 g
白果	12 g(约 6 颗)
鲜百合	10 g
玉米油	5 ml
盐	1.5 g
鸡精	1 g
高汤	100 ml

做法：

(1) 将西芹、莲藕、胡萝卜切成片状。

(2) 将玉竹洗净泡软，将胡萝卜、白果、莲藕、西芹焯水备用。

(3) 炒锅烧热后倒入玉米油，先放胡萝卜煸炒 1～2 分钟，再加入西芹、莲藕、白果、木耳、玉竹及鲜百合翻炒 2～5 分钟；加入高汤 100 ml，大火烧开。

(4) 加入调料，翻炒出锅。

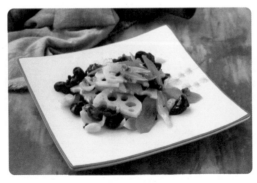

▲ 玉竹烩时蔬

6 芝麻核桃粥

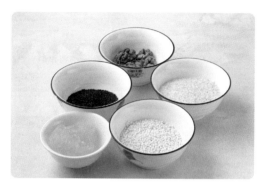

▲ 芝麻核桃粥食材图

芝麻核桃粥食材表

食材种类	分量
粳米	30 g
糯米	20 g
黑芝麻	30 g
核桃仁	30 g
冰糖	30 g

做法:

(1) 将粳米和糯米用清水清洗后浸泡30分钟。

(2) 锅中水烧开后放入粳米和糯米,大火煮开后再加盖用小火炖煮。

(3) 将核桃仁、黑芝麻炒香。

（4）在米粥煮至黏稠时加入冰糖，待煮至冰糖融化时，再放入黑芝麻和核桃仁，将其搅拌均匀并煮上 2 分钟后关火，即可装盘。

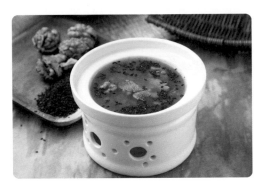

▲ 芝麻核桃粥

五、六种护眼食谱

1 三文鱼蔬菜浓汤

做法：

（1）将三文鱼洗净、去皮、去净骨刺、切片，将柠檬切片放在三文鱼片上面腌制去腥，然后放沸水中煮熟。

（2）将西兰花、胡萝卜洗净，焯水；将蒜切成碎末。

（3）将锅烧热，放入油适量，翻炒三文鱼然后盛起。

（4）爆香蒜末，加入口蘑煎炒，倒入三文鱼、虾仁、淀粉水。

（5）最后把西兰花、胡萝卜倒入锅中，加入牛奶，再加入适量盐，煮熟出锅。

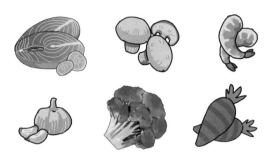

▲ 三文鱼蔬菜浓汤食材图

② 胡萝卜炒香菇

做法：

（1）将胡萝卜去皮，切成薄薄的小片，上锅蒸到合适的软硬程度。

（2）将香菇切成小丁，将蒜切成碎末。

（3）锅里刷点油，放入蒜末炒香。

（4）倒入香菇和几滴宝宝酱油，中小火炒至香菇熟软。

（5）最后加入蒸熟的胡萝卜，加入适量盐，翻炒几下就可以出锅了。

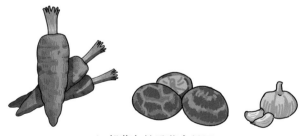

▲ 胡萝卜炒香菇食材图

3 紫甘蓝虾仁炒鸡蛋

做法：

（1）将紫甘蓝洗净切成片，在碗里将鸡蛋搅拌均匀；将虾洗净后去头、挑出虾线备用；切葱、蒜备用。

（2）将锅烧热，加入适量油，将虾仁煎熟后盛出。

（3）热锅冷油，倒入鸡蛋液，将其炒熟后盛出。

（4）锅中留底油，锅热后加入葱花、蒜片爆香，倒入紫甘蓝，大火翻炒。

（5）最后倒入鸡蛋、虾仁煸炒，放入适量盐起锅即可。

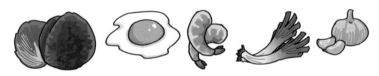

▲ 紫甘蓝虾仁炒鸡蛋食材图

4 南瓜番茄疙瘩汤

做法：

（1）将南瓜切小块后上锅蒸熟，放入搅拌机，加适量水打成泥，再倒入面粉，搅拌成均匀糊状。

（2）将西兰花焯水后切碎，将番茄去皮后切碎。

（3）锅中放少许油，放入番茄翻炒一会，再加入清水煮开后转小火。

（4）将面糊放在漏勺上，用小勺搅拌，形成面疙瘩掉到锅中，加入西兰花和适量盐，煮熟即可出锅。

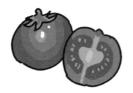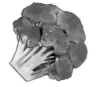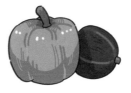

▲ 南瓜番茄疙瘩汤食材图

5 清蒸鲈鱼

做法:

(1)将鲈鱼处理干净,在鱼身两侧划几刀,抹少量盐腌制 15 分钟左右。

(2)盘子底部铺上葱、姜、蒜,放上鱼,鱼上面也可放适量葱、姜、蒜,放蒸锅里水开后蒸 10 分钟左右。

(3)调汁:2 勺宝宝酱油、少许糖提味。

(4)鱼蒸好后,倒掉蒸出的汤汁,再放上葱、姜、蒜,淋上调好的汁。

(5)锅中放入油适量,加热后,淋在鱼上,即可。

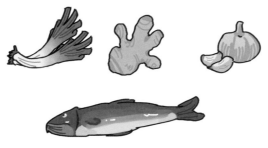

▲ 清蒸鲈鱼食材图

⑥ 菠菜枸杞子猪肝汤

做法：

（1）将猪肝洗净切薄片，切姜丝备用，将菠菜去根、洗净备用。

（2）锅中加水适量，放入猪肝，再放姜丝去腥，烧开后煮 30 秒，煮熟后盛出。

（3）再放入菠菜和枸杞子，继续煮 2～3 分钟，加适量盐调味即可。

▲ 菠菜枸杞子猪肝汤食材图

第四章
中医适宜技术养眼护眼小秘招

一、正确做眼保健操

小朋友们,我们在做眼保健操时要做到"准确、足时、足量、持久"八字方针,就是要取穴准确,按摩力量足够,以感到有酸胀感为度,但不可用力太过,以免损伤皮肤;同时按摩时间要足够,每个穴位做四个八拍,每天坚持做2～3次眼保健操。

请伴随着舒缓的音乐,开始做眼保健操吧!

轻闭双眼,身体坐正,双腿自然放松,双手自然搭在腿上,放松肩部,放松面部肌肉。

深呼吸:吸气—呼气—吸气—呼气。

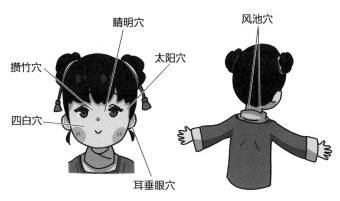

▲ 眼保健操穴位

第一节　按揉攒竹穴

操作方法:将双手的大拇指放置在两眉头的凹陷处,其余四指的指尖自然地抵在前额上。随音乐口令,大拇指按揉画圈,连做四个八拍。

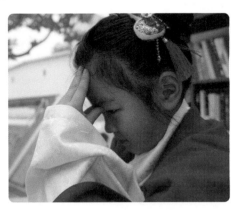

▲ 按揉攒竹穴

第二节　按压睛明穴

操作方法:将双手示指轻按在鼻骨两侧,靠近眼内角处,其余四指自然放松、握起,呈空心拳状。随音乐口令,示指有节奏地上下按压穴位,连做四个八拍。

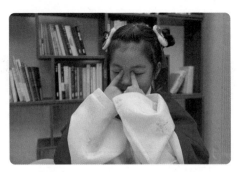

▲ 按压睛明穴

第三节　按揉四白穴

操作方法:将双手示指和中指并拢,中指第一指关节对准鼻翼水平,轻按在鼻翼两侧。随后放下中指,与其余三指一起自然放松、握起,呈空心拳状,示指指尖所在的凹陷位置就是四白穴。随音乐口令,示指有节奏地按揉穴位,连做四个八拍。

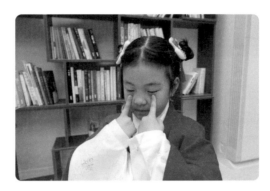

▲ 按揉四白穴

第四节　按揉太阳穴,刮上眼眶

操作方法:将双手大拇指从眉梢往后平移至凹陷处,此凹陷就是太阳穴的位置,其余手指自然放松弯曲。随音乐口令,前四拍先用大拇指按揉太阳穴,每拍一圈,揉四圈。后四个节拍,大拇指不动,用双手示指的第二个指节内侧,稍加用力从眉头刮至眉梢,两个节拍刮一次,连刮两次。如此交替,连做四个八拍。

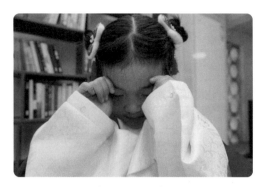

▲ 按揉太阳穴,刮上眼眶

第五节　按揉风池穴

操作方法:将双手掌心贴住耳朵,手指自然张开抱头,示指与中指对应在脖子与发际线交界的凹陷处,示指指腹的位置就是风池穴。随音乐口令有节奏地按揉穴位,每拍一圈,连做四个八拍。

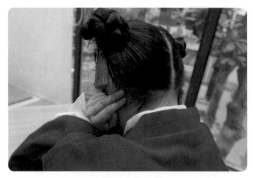

▲ 按揉风池穴

第六节　揉捏耳垂,脚趾抓地

用双手大拇指和示指捏住耳垂正中的眼穴,其余三指自然并拢弯曲。随音乐口令,双指有节奏地揉捏穴位,每个节拍揉捏一圈;揉捏的同时,双脚的全部脚趾跟随节拍做抓地运动,连做四个八拍。人的脚趾与脏腑经络相通,抓地动作有助于眼部保健。

最后,缓慢睁开双眼,眺望窗外 5 米以外的风景 1～2 分钟或前往室外活动。

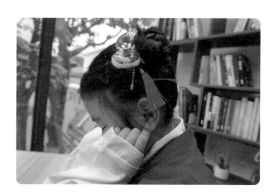

▲ 揉捏耳垂

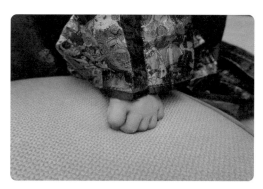

▲ 脚趾抓地

二、小耳朵，大智慧

小朋友你们知道吗？小耳朵有大智慧，耳朵是我们人体经络分布最密集的地方，它与我们身体内各个器官的健康有着非常紧密的联系。因此，通过刺激耳朵上的穴位，就可以调整眼睛周围的血液循环，起到防控近视发生、发展的作用。

一般我们可以选择眼、肝、脾、肾、屏间前、屏间后等耳部穴位，在消毒待干后，将耳穴贴贴于选取的穴位部位。小朋友们也可以使用自己的示指、大拇指对这些穴位进行按压刺激，可以每天早、中、晚各按压1次，每次对每个穴位按压30下，力度以耳朵出现酸、胀、热、痛为度。

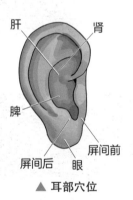

▲ 耳部穴位

三、常艾灸，亮晶晶

小朋友们，在我们中医古籍《灵枢·官能》中就有记载："针所不为，灸之所宜"，这是什么意思呢？它是指如果当针刺都不能达到治疗目的的话，我们可以用艾灸的方式来治疗，往往能取得较好疗效。

建议在专业医护人员的指导下进行艾灸疗法，家长掌握操作要点后可以通过明火来点燃艾条，让小朋友坐于凳子上或者是平躺于床上，身体自然放松，闭目，头直立或稍后仰；然后将艾灸的火头沿着印堂、鱼腰、丝竹空、太阳、瞳子髎、四白循经往返灸，艾灸时长为 1～2 分钟，或者以小朋友皮肤发热微红为度。

在艾灸的过程中，我们要关注灸条的燃烧情况，注意保持安全距离，小朋友如感觉过烫或者其他不舒适时，也要及时告知。

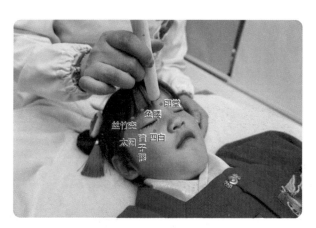

▲ 眼部施灸

四、中药包，放轻松

小朋友们，我们的眼睛表面除了水之外，还有一层油脂，这些油脂可以保护我们的眼睛，并能减少眼表的水分蒸发，不仅能起到保湿作用，同时还可以起到润滑眼表的作用。睑板是我们眼睑的重要组成部分，而睑板腺就是眼皮里产生油脂、并且向眼球表面输送油脂的管道。如果睑板腺里的油脂变黏稠——可以想象为"色拉油"变成"猪油"，会导致"油管"堵塞，引起眼表油脂减少，最终造成眼干、眼睛涩痛等现象。通过热敷，可以让这些油脂变成液态，让睑板腺得以疏通。

那什么是中药热奄包呢？中药热奄包是将菟丝子、枸杞子、菊花、熟地黄、山药等多味护眼明目的中草药加工成 40 目小颗粒的中药粉，装入一次性无纺布药袋内进行封闭，然后将中药包放入微波炉高火加热 30 秒，接着放于眼部的穴位上。通过热奄包的热气可扩张眼睛局部的毛细血管，加速眼部血液循环，改善眼睛疲劳。可以每次热敷 5～10 分钟，每天 1 次。

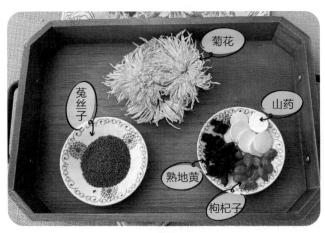

▲ 热奄包成分

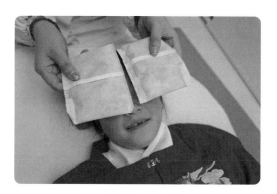

▲ 眼部热奄包热敷

五、既"通"又"补"的刮痧亮眼法

刮痧疗法是利用刮痧器具作用于小朋友的眼周,可以改善眼部的血液循环,起到疏通经络、缓解视疲劳的作用,并且还可以刮拭背部膀胱经上的肝俞至肾俞段。不仅可以疏通小朋友背部气血经络,还可以起到调补肝肾的作用。

家长可用刮痧板刺激小朋友的眼周,可以沿着攒竹、鱼腰至丝竹空,从睛明、承泣至瞳子髎穴位进行轻轻刮拭。每周可以刮痧2次,每次5～10分钟,用力应当柔和,以小朋友感到酸胀为度,不可用暴力。

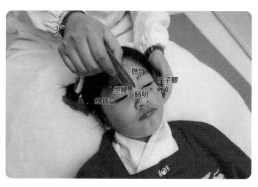

攒竹
鱼腰
丝竹空
睛明
承泣
瞳子髎

▲ 眼部刮痧

六、小儿推拿，"手"护孩子视力

1 清肝经、揉太冲穴——清肝明目

《黄帝内经》认为"肝开窍于目"，说明肝脏与眼睛的关系较为密切。经常清肝经、揉太冲穴，可以让眼睛明亮、健康。

1）清肝经

取穴：示指掌面指根到指尖成一直线。

方法：用拇指指腹从孩子示指指根向指尖方向直推 100 次。

功效：清肝火，明目。

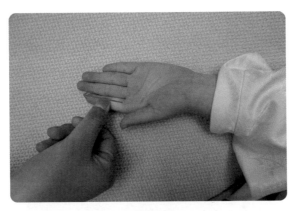

▲ 清肝经

2）揉太冲穴

取穴：在足背侧，第 1、2 跖骨间，跖骨底结合部前方凹陷中。

方法：用拇指指腹揉孩子的太冲穴 100～200 次。

功效：清肝明目，促进睡眠。

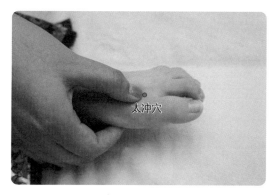

▲ 揉太冲穴

② 按揉攒竹穴、睛明穴——缓解视疲劳

错误的用眼习惯很容易导致视疲劳,眼睛会出现干涩、酸胀、视物模糊等情况。经常按揉攒竹穴、睛明穴,可以有效缓解视疲劳。

1）按揉攒竹穴

取穴:在面部,眉毛内侧边缘凹陷处。

方法:用拇指指腹按揉两侧攒竹穴 50～100 次。

功效:疏通经络,缓解视疲劳。

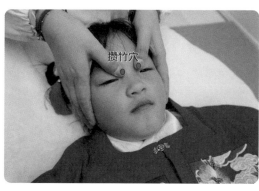

▲ 按揉攒竹穴

2）按揉睛明穴

取穴：位于目内眦角稍上方凹陷处。

方法：用拇指或示指指腹按揉孩子的睛明穴 100 次。

功效：清肝明目。

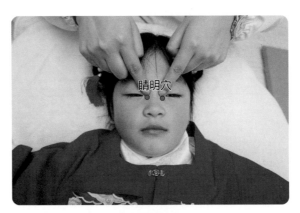

睛明穴

▲ 按揉睛明穴

③ 常按睛明穴、太阳穴、风池穴——预防假性近视

功能减退是假性近视发生和发展的根本原因，通过推拿按摩，可以调理假性近视，以补养气血、通经明目为主。

1）按揉睛明穴（方法同上）

2）按揉太阳穴

取穴：眉毛末梢与眼睛末端的连线中点向后一指宽的凹陷处。

方法：用双手拇指指腹向耳方向按揉孩子的太阳穴 2 分钟。

功效：明目。

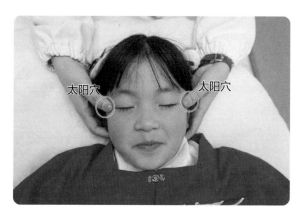

▲ 按揉太阳穴

3）拿风池穴

取穴：位于颈后区，枕骨之下，胸锁乳突肌与斜方肌上端之间的凹陷中。

方法：用拇指和示指的指腹提拿孩子的风池穴 50～100 次。

功效：明目聪耳。

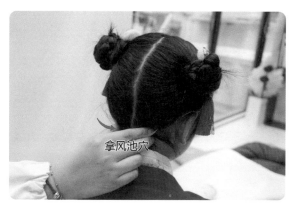

▲ 拿风池穴

④ 推印堂穴，搓涌泉穴——预防"红眼病"

"红眼病"在医学上被称为"急性卡他性结膜炎"，多是由微生物感染所致的一种急性、流行性结膜炎症。此病传染性较强，常会在家庭和集体中暴发流行，多发生于春、夏季节。常见症状为结膜充血、眼睛发红、眼睑肿胀、流泪、怕光而不敢睁眼等。平时经常推印堂穴、搓涌泉穴，可以起到很好的预防效果。

1）推印堂穴

取穴：在前正中线上，两眉头连线的中点处。

方法：用拇指指腹从孩子的印堂穴开始，向上直线推动至发际 10 次。

功效：推印堂穴可安神定惊、明目通窍，对预防"红眼病"等有好处。

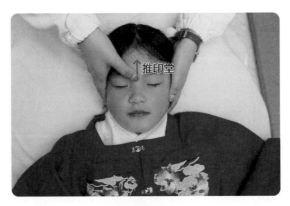

▲ 推印堂穴

2）搓涌泉穴

取穴：足掌心前 1/3 与后 2/3 交界处。

方法：用拇指揉搓孩子的涌泉穴 50～100 次。

功效：搓涌泉穴可清除体内热毒，对预防春、夏两季多发的结膜炎有效果。

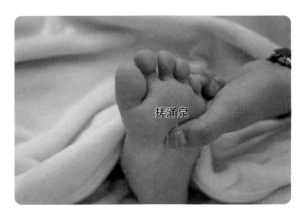

▲ 搓涌泉穴

七、健身明目功，守护"睛"彩"视"界

"健身气功·明目功（青少版）"是中国健身气功协会组织专家编创研发的新功法，是以马栩周医生于 20 世纪 90 年代编创的健目功为原型，经过对古代明目功法的系统挖掘整理，结合新时代青少年的身心特点和实际需求及相关中医理论，再次升华编创而成。

"青少版明目功全套功法"仅 6 式动作，练习时间为 8 分钟，并配有专门谱曲的口令词伴奏音乐，方便中小学生锻炼。科学测试表明，青少版明目功在减缓学生视力下降、提高眼睛调节能力、降低近视眼屈光度等方面作用明显。

第一节　疏肝明目

动作一：双目瞪圆，发"嘘"音。

身体端坐，两脚自然分开，与肩同宽，头正颈直，腰部竖直，臀部坐稳，两臂自然下垂，屈膝约 90°，双手放于膝上，两脚平踏于地，脚尖朝前。"嘘"字口型：唇齿微张，中间留有空隙，嘴角后引，气从上下牙间、舌两边的空隙中呼出，发"嘘"音。

动作二：双手掌心翻转向上，沉肩坠肘，经体前屈肘收前臂至两掌心对准瞳孔，自然掌变空心掌，轻抚于两眼之上，双眼微闭，默念"小眼睛像星星，一闪一闪亮晶晶"。

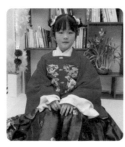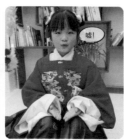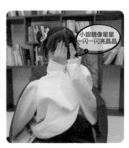

动作三：双手贴面而下，至胸部与乳同高时转为四指相对、拇指朝上；然后双掌经胸部至上腹部时转为拇指相对、四指向下；双手下行至腹部而与肚脐同高时，双手再摩运至腰部两侧，沿大腿外侧自然收于大腿上，恢复预备势。

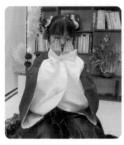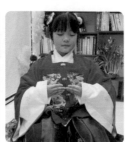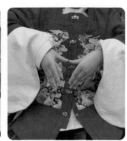

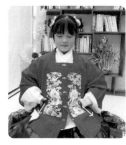 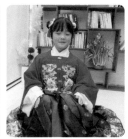 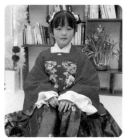

重复动作一至三共 6 次。

第二节　健脾养目

动作一：接上节，发"呼"音。

"呼"字口型：舌两侧上卷，口唇撮圆，气从喉出，在口腔中形成一股气流，经撮圆的口唇中间呼出，发"呼"音。

动作二：双眼微闭，双手掌心翻转向上，沉肩坠肘，经体前屈肘收前臂至两掌心对准瞳孔，自然掌变空心掌，轻抚于两眼之上，默念"小眼睛像星星，一闪一闪亮晶晶"。

动作三：以双手小指指腹分别点按睛明穴 3 次，默念"1-2-3"。

动作四：接上势，双手犹如梳头之状，从发际上行梳理，经头顶、脑后，然后分别绕至身后；掌心贴于腰部命门穴，掌指向下，双手小指靠在一起下行，然后分开沿双腿外侧自然收于大腿上，体会脚的感觉；恢复预备势，双眼微闭。

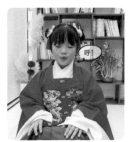 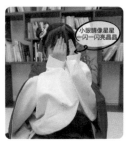 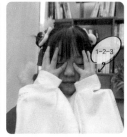

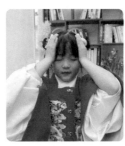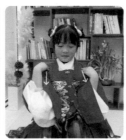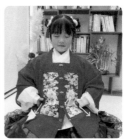

重复动作一至四共 3 次。

第三节　强肾健目

动作一：接上节，发"吹"音。

"吹"字口型：舌尖微向上翘，嘴角后引，上下牙相对，两唇向两侧拉开收紧，如吹箫状，发"吹"音。

动作二：双眼微闭，双手掌心翻转向上，沉肩坠肘，经体前屈肘收前臂至两掌心对准瞳孔，自然掌变空心掌，轻抚于两眼之上，默念"小眼睛像星星，一闪一闪亮晶晶"。

动作三：双手轻抚鬓角、耳后、颈部、肩部，至胸部两侧；双手沿体侧摩运至腰部两侧，继续下行至臀外侧，再沿大腿外侧自然收于大腿上，体会脚的感觉；恢复预备势，双眼微闭。

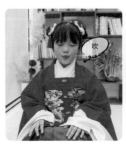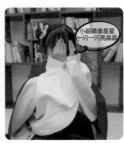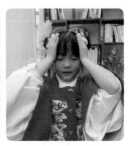

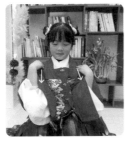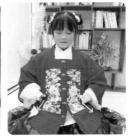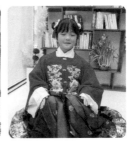

重复动作一至三共 3 次。

第四节　转颈运目

动作一：接上节。意念在眼部，睁眼，身体不动。先将面部平转向右肩上方，目光向右肩后方远视。

动作二：低头，向左下方转动，至左肩上方，目光向左肩后方远视。

动作三：仰头，向右上方转动，至右肩上方，目光向右肩后方远视。

动作四：头转正，目视前方。

重复动作一至四，唯方向相反。

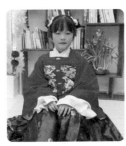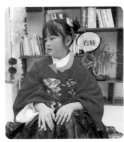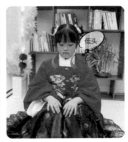

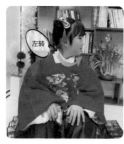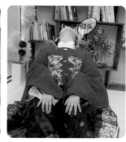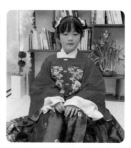

第五节　五轮滋目

动作一：接上节。两眼微闭，示指、中指、环指、小指微微并拢扣指，用四指的指腹点按下眼眶 4 次，心中默念"按-摩-缓-慢"。

动作二：用四指的指腹点按外眼角 4 次，心中默念"1-2-3-4"。

动作三：用四指的指腹点按上眼眶 4 次，心中默念"意-念-集-中"。

动作四：用四指的指腹点按发际处 4 次，心中默念"1-2-3-4"。

动作五：用小指的指腹点按睛明穴 4 次，心中默念"眼-睛-湿-润"。然后双手放回大腿上，恢复至预备势。

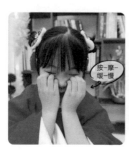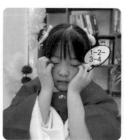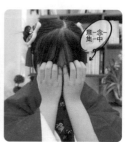

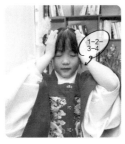 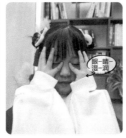 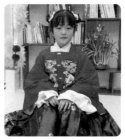

第六节 远视调目

动作一:接上节。全身端坐放松,两眼猛地睁开,凝视远方。

动作二:双手放于大腿上,恢复至预备势。

收势:两手相叠,掌心向内放于小腹部,掌心对准丹田,心中默念"小腹热,1 - 2 - 3 - 4 - 5 - 6"。再将双手自然放于大腿上,练功完毕。

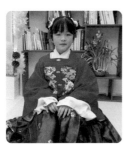 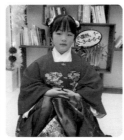 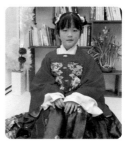

中医药在保护青少年视力方面方法灵活多样,简便易行,独具特色与优势。通过采取个性化的视力保护措施,能有效延缓视力不良的发展,减少相关并发症的发生。而且中医外治法刺激性小、操作简单、不良反应小、可行性高,对于青少年视力保护、健康成长具有重大意义。

参 考 文 献

［1］国家疾病预防控制局.国家疾控局综合司关于印发《儿童青少年近视防控公共卫生综合干预技术指南》的通知［R/OL］.（2023－08－30）［2024－04－20］.https：//www.ndcpa.gov.cn/jbkzzx/c100014/common/content/content_1698993133712699392.html.

［2］国家卫生健康委.国家卫健委办公厅关于开展"启明行动"——防控儿童青少年近视健康促进活动的通知［R/OL］.（2023－07－21）［2024－04－20］.https：//www.gov.cn/zhengce/zhengceku/202307/content_6894283.htm.

［3］庞亚铮,黄田,张彬,等.推拿配合耳穴贴压防治青少年近视127例［J］.中国针灸,2020,40(12):1276.

［4］郑凯,王朝盈,杨郁.耳穴磁珠敷贴对小学生视力不良的短期疗效评价［J］.上海预防医学,2020,32(5):417－420.

［5］骆煌,王蓉,杜红彦,等.眼三针联合耳穴贴压治疗青少年近视的临床观察［J］.中国民间疗法,2020,28(19):35－37.

［6］丰逸轩,徐玉芹,赵宏.灸法治疗眼病研究现状分析［J］.辽宁中医药大学学报,2020,22(4):129－132.

［7］邓海平,雪勇,丁光宏.艾灸与经络穴位红外辐射特性［J］.

中国针灸,2004,24(2):105－107.

［8］李杜军.药艾灸治疗青少年近视 241 例［J］.上海针灸杂志,
2004,23(11):26.

［9］洪梅婷.枕区刮痧配合耳穴贴压治疗青少年假性近视的临
床疗效观察［D］.福州:福建中医药大学,2013.

［10］吴改萍,郝晓凤,谢立科,等.中医适宜技术防控儿童青少年
近视研究现状［J］.世界中西医结合杂志,2022,17(3):
632－636.

［11］金琪,郝晓凤,谢立科,等.针灸防治青少年近视选穴规律探
究［J］.辽宁中医杂志,2021,48(4):177－180.

［12］喻京生.孩子视力不断下降,怎么办？［EB/OL］.(2020－
09－16)［2020－11－05］.https://mp.weixin.qq.com/s/
DI3HRUd5Eu1llST6id3pSg.

［13］康梅,亢泽峰.这些中医技术可防控儿童近视［EB/OL］.
(2020－11－19)［2024－04－20］.https://baijiahao.baidu.
com/s?id＝1683776738534205891.

［14］亢泽峰.综合防控儿童青少年近视教职工和家长读本［M］.
北京:中国大百科全书出版社,2019.

［15］彭清华.中医眼科学［M］.10 版.北京:中国中医药出版
社,2016.

［16］田晶,罗俊,唐晓荣,等.儿童眼健康与眼病防治百问百答
［M］.北京:学苑出版社,2023.

［17］陶俊,冯晶晶.儿童护眼 100 问［M］.北京:化学工业出版
社,2022.

［18］叶秀荣.眼睛的奥妙［M］.北京:中国医药科技出版社,2019.

［19］宋红欣.北京同仁医院眼科专家写给孩子的视力书［M］.北京:化学工业出版社,2020.

［20］李肖春.儿童视力保护百科全书［M］.天津:天津人民出版社,2019.